Régime méditerranéen pour les débutants

Des recettes simples et délicieuses pour changer votre style de vie et améliorer votre santé

Table des matières

Introduction

Le régime méditerranéen n'exclut explicitement aucun groupe alimentaire ; il incite simplement à faire de meilleurs choix tels que le remplacer les mauvais gras par les bons gras, la viande rouge par des fruits de mer, etc. Il favorise les aliments non transformés étant aussi proches que possible de leur état naturel. Le régime méditerranéen est l'un des régimes les plus faciles à suivre, ainsi que l'un des meilleurs régimes pour un large éventail de maladies chroniques. Il a été démontré qu'il réduisait le risque de diabète, de maladies cardiovasculaires et de cancer. Le régime méditerranéen peut vous aider à perdre des kilos en trop et à ralentir le processus de vieillissement de cinq à dix ans. Mais ce qui fait des habitudes alimentaires des Italiens et des Grecs un régime si brillant, c'est parce qu'il ne se limite pas à la nourriture ; c'est tout un style de vie ! Au fil des décennies, le régime méditerranéen a connu une lente progression dans le monde occidental. De nombreux pays occidentaux ont mis du temps à l'adopter, mais d'une fois qu'ils l'ont fait, ils ont réalisé qu'ils avaient découvert la clé de l'élixir de vie. Le régime méditerranéen a non seulement aidé les gens à avoir une alimentation saine et équilibrée, mais il les a également aidés à perdre du poids, à renforcer leur système immunitaire, à leur donner plus de vitalité a même contribué à leur donner une peau saine. En d'autres termes, le régime méditerranéen aide les gens à se sentir bien et à ça se voit à leur apparence. Tous ces avantages combinés ont changé la perception des gens sur les avantages dont ils devraient bénéficier en suivant un régime, et ils ont remis en question leurs habitudes alimentaires.

Par exemple, de nombreuses personnes sautent régulièrement le petit-déjeuner parce qu'elles ont l'idée reçue que la prise d'un repas le matin va leur faire prendre du poids. Cependant, le régime méditerranéen ne préconise pas de sauter le petit-déjeuner. Au contraire, le petit-déjeuner est considéré comme le repas le plus important de la journée. Les pays qui utilisaient déjà le régime méditerranéen ont vu leurs bienfaits bien avant toute recherche scientifique. Ils n'ont mené aucune recherche pour se laisser guider vers un modèle d'alimentation ou un contenu alimentaire particulier. Essentiellement, le régime a été affiné au cours des millénaires, à mesure que de nouvelles méthodes de cuisson ont été introduites. Mais l'adhésion à une forme d'alimentation saine a perduré, quel que soit l'âge du régime.

Tout se résume à ce que nous mangeons, quand nous le mangeons et en quelles quantités. Le régime méditerranéen est le régime traditionnel des habitants du pourtour méditerranéen. Il a été démontré qu'il est plus sain que les régimes américains et britanniques typiques. Ce régime contient beaucoup de fruits frais, de légumes et de poisson. Il met également en avant la consommation de grains entiers au lieu du riz blanc raffiné comme les autres régimes. Le régime méditerranéen est considéré comme un régime alimentaire à faible indice glycémique, ce qui signifie qu'il n'augmentera pas votre taux de sucre dans le sang. Il contient de nombreuses vitamines et minéraux qui aident à conserver un cœur sain et un système immunitaire fort.

Ce livre a été écrit spécifiquement pour les personnes qui souhaitent adopter cette façon saine de s'alimenter. Il vous apprendra comment le régime méditerranéen peut changer votre vie pour toujours !

Depuis des siècles, les gens ont réduit leur consommation d'aliments malsains et ont ajouté plus d'aliments sains à leur alimentation. Pourtant, pour une raison quelconque, cette bonne habitude semble s'être arrêtée avant même d'avoir commencé. Il est temps de recommencer. Dans « Préparation de repas du régime méditerranéen », vous apprendrez les secrets de la perte de graisse au niveau du ventre et de la mise en forme de votre corps.

Ce livre vous montrera comment vous pouvez :

Être en bonne santé avec de nouveaux choix alimentaires. Se sentir plus énergique.

Perdre du ventre : sans régime ; profitez de nos méthodes de préparation de repas maison. Vous pourrez trouver des alternatives saines pour remplacer les friandises traditionnelles et apprendrez à maximiser votre apport en nutriments.

La Méditerranée pourrait être considérée comme une belle plante décorative. Dans la région méditerranéenne, les palmiers y sont si nombreux qu'ils donnent à la région un air de village vacances. La plante décorative a gagné en popularité ces dernières années car elle présente divers avantages pour la santé. Ce régime met l'accent sur les aliments frais, entiers, non transformés et peu modifiés. Les avantages de manger de cette façon comprennent risque plus faible de maladie, la réduction du risque de maladies cardiaques, de cancer, d'accident vasculaire cérébral, de dépression, d'obésité et de diabète.

Chapitre 1. Le petit-déjeuner

1. Oeufs brouillés au saumon fumé

Temps de préparation : 5 minutes

Temps de cuisson : 10 minutes

Portions : 4

Ingrédients :

- 4 œufs
- 6 blancs d'œufs
- 1/8 cuillère à café de poivre noir fraîchement moulu
- 2 cuillères à soupe d'huile d'olive extra vierge
- 1/2 oignon rouge, haché finement
- 115 g de saumon fumé en flocons
- 2 cuillères à soupe de câpres, égouttées

Préparation :

1. Fouetter les œufs, les blancs d'œufs et le poivre. Mettre de côté.
2. Faire chauffer l'huile d'olive jusqu'à ce qu'elle frémisse.
3. Ajouter l'oignon rouge et cuire environ 3 minutes, en remuant de temps en temps jusqu'à ce qu'il soit tendre.
4. Ajouter le saumon et les câpres et cuire 1 minute.

5. Verser le mélange d'œufs à la poêle et faire cuire de 3 à 5 minutes, en remuant fréquemment jusqu'à ce que les œufs soient pris.

Nutrition :

- Calories : 189
- Protéines : 16 g
- Glucides totaux : 2 g
- Fibres : 1 g
- Matières grasses totales : 13 g
- Sodium : 806 mg

2. Œufs pochés avec purée d'avocat

Temps de préparation : 10 minutes

Temps de cuisson : 5 minutes

Portions : 4

Ingrédients :

- 2 avocats, pelés et dénoyautés
- Une demi poignée de feuilles de basilic frais(hachées)
- 3 cuillères à soupe de vinaigre de vin rouge
- Jus d'un citron
- Zest d'un citron
- 1 gousse d'ail émincée
- 1 cuillère à café de sel de mer
- Une pincée de poivre noir fraîchement moulu
- Une pincée de poivre de Cayenne, et plus si besoin
- 4 œufs

Préparation :

1. Dans un mixeur, mélanger les avocats, le basilic, 2 cuillères à soupe de vinaigre, le jus et le zeste d'un citron, l'ail, 1/2 cuillère à café de sel de mer, le poivre et le poivre de Cayenne. Réduire en purée pendant environ une minute jusqu'à l'obtention d'une consistance lisse.

2. Verser de l'eau dans une poêle antiadhésive jusqu'à ce qu'elle soit pleine aux trois quarts et la placer sur feu moyen. Ajouter la cuillère à soupe restante de vinaigre et la 1/2 cuillère à café restante de sel marin. Faire mijoter.

3. Cassez soigneusement les œufs et Mettre les dans un petit récipient. En tenant les récipients à peine au-dessus de l'eau, glisser soigneusement les œufs dans l'eau frémissante, un à la fois. Laisser reposer les œufs pendant 5 minutes sans agiter la casserole ni retirer le couvercle.

4. À l'aide d'une cuillère écumoire, retirer délicatement les œufs de l'eau et les égoutter complètement. Placer chaque œuf sur une assiette et déposer la purée d'avocat sur le dessus.

Nutrition :

- Énergie : 213
- Protéine : 2 g
- Glucides totaux : 11 g
- Fibres : 7 g
- Matières grasses totales : 20 g
- Sodium : 475 mg

3. Patates douces aux flocons de noix de coco

Temps de préparation : 15 minutes

Temps de cuisson : 1 heure

Portions : 2

Ingrédients :

- 450 g de patates douces
- 1 cuillère à soupe de sirop d'érable
- 60 g de yaourt grec à la noix de coco sans gras
- 2 pincées de flocons de noix de coco grillés non sucrés
- 1 pomme hachée

Préparation :

1. Préchauffer le four à 205°C.
2. Placer vos pommes de terre sur une plaque à pâtisserie. Faire cuire au four pendant 45 à 60 minutes ou jusqu'à ce qu'ils soient tendres.
3. Utilisez un couteau bien aiguisé pour marquer un «X » sur les pommes de terre avec une fourchette.
4. Garnir de flocons de noix de coco, de pomme hachée, de yaourt grec et de sirop d'érable.
5. Servir immédiatement.

Nutrition :

- Calories : 321
- Lipides : 3 g
- Glucides : 70 g
- Protéine : 7 g
- Sucres : 0,1 g; Sodium : 3%

4. Smoothie aux graines de lin et à la banane

Temps de préparation : 5 minutes

Temps de cuisson : 0 minutes

Portions : 4

Ingrédients :

- 1 banane surgelée
- 50 g de mil d'amande
- Extrait de vanille
- 1 cuillère à soupe de beurre d'amande
- 2 cuillères à soupe de graines de lin
- 1 cuillère à café de sirop d'érable

Préparation :

1. Mélanger tous vos ingrédients dans un robot culinaire ou un mixeur jusqu'à l'obtention d'une consistance lisse. Verser le mélange dans un verre.

Nutrition :

- Calories : 376
- Lipides : 19,4 g
- Glucides : 48,3 g
- Protéines : 9,2 g
- Sodium : 64,9 mg

5. Smoothie fruité au tofu

Temps de préparation : 5 minutes

Temps de cuisson : 0 minutes

Portions : 2

Ingrédients : (à l'aide d'une cup à mesurer, ou d'une tasse de 240ml)

- 1 tasse (240 ml) d'eau glacée
- 1 tasse d'épinards emballés
- 1/4 tasse de de mangue congelée, en morceaux
- 1/2 tasse de morceaux d'ananas congelés
- 1 cuillère à soupe de graines de chia
- 1 tasse de tofu soyeux
- 1 banane moyenne congelée

Préparation :

1. Mettre tous les ingrédients dans un mixeur et les réduire en purée jusqu'à l'obtention d'une consistance lisse et crémeuse.
2. Répartir uniformément dans deux verres. Servir et déguster.

Nutrition :

- Calories : 175
- Lipides : 3,7 g
- Glucides : 33,3 g
- Protéines : 6,0 g
- Sucres : 16,3 g
- Sodium : 1%

Chapitre 2. Déjeuner

6. Soupe au chou-fleur et à la tomate

Temps de préparation : 10 minutes

Temps de cuisson : 35 minutes

Portion s: 4

Ingrédients :

- 1 oignon jaune, haché
- 1 carotte, hachée
- 1/2 tasse de céleri, haché
- 1 cuillère à soupe d'huile d'olive
- 450 g de fleurons de chou-fleur
- Une pincée de sel et de poivre noir
- 1 poivron rouge, haché
- 1.2 l de bouillon de légumes
- 425 g de tomates, hachées
- 1 cuillère à soupe de coriandre hachée

Préparation :

1. Faire chauffer l'huile dans une casserole à feu moyen-vif ; ajouter l'oignon, le céleri, la carotte et le poivron et faire sauter pendant 10 minutes.

2. Ajouter le chou-fleur et les autres ingrédients. Remuer, porter à ébullition et cuire à feu moyen pendant encore 25 minutes.

3. Répartir la soupe dans des bols et servir.

Nutrition :

- Calories : 210
- Lipides : 1 g
- Fibres : 5 g
- Glucides : 14 g
- Protéine : 6 g

7. Mélange de morue au citron

Temps de préparation : 10 minutes

Temps de cuisson : 25 minutes

Portions : 4

Ingrédients : (à l'aide d'une cup à mesurer, ou d'une tasse de 240ml)

- 4 filets de morue, sans peau
- 2 gousses d'ail émincées
- 2 échalotes, hachées
- Sel et poivre noir au goût
- 2 cuillères à soupe d'huile d'olive
- 2 cuillères à soupe d'estragon, haché
- 1/2 tasse d'olives noires
- Jus d'un citron
- 1/4 tasse de bouillon de poulet
- 1 cuillère à soupe de ciboulette hachée

Préparation :

1. Chauffer l'huile. Ajouter les échalotes, l'ail et faire revenir 5 minutes.
2. Attacher le poisson et saisir de chaque côté.

3. Ajouter le reste des ingrédients, mettre la casserole au four et cuire à 360 ° F (180°C) pendant 15 minutes.
4. Répartir le mélange dans les assiettes et servir pour le déjeuner.

Nutrition :

- Calories : 173
- Lipides : 3 g
- Fibres : 4 g
- Glucides : 9 g
- Protéines : 12 g

8. Soupe au chou frisé et au citron

Temps de préparation : 10 minutes

Temps de cuisson : 15 minutes

Portions : 4

Ingrédients :

- 450g de chou frisé, haché
- Sel et poivre noir au goût
- 5 tasses de bouillon de légumes
- 2 carottes, tranchées
- 1 oignon jaune, haché
- 1 cuillère à soupe d'huile d'olive
- 1 cuillère à soupe de persil haché
- 1 cuillère à soupe de jus de citron

Préparation :

1. Faire chauffer l'huile à feu moyen dans une casserole ; Ajouter les carottes et l'oignon, remuer et faire sauter pendant 5 minutes.
2. Ajouter le chou frisé et les autres ingrédients, mélanger, porter à ébullition et cuire à feu moyen 10 minutes supplémentaires.
3. Répartir la soupe dans des bols et servir.

Nutrition :

- Calories : 210
- Lipides : 7 g
- Fibres: 2 g
- Glucides : 10 g
- Protéines : 8 g

9. Mélange de saumon au vinaigre balsamique

Temps de préparation : 10 minutes

Temps de cuisson : 20 minutes

Portions : 4

Ingrédients :

- 4 filets de saumon désossés
- 1 cuillère à soupe d'huile d'olive
- 2 bulbes de fenouil, râpés
- 1 cuillère à soupe de vinaigre balsamique
- 1 cuillère à soupe de jus de citron vert
- 1/2 cuillère à café de cumin moulu
- 1/2 cuillère à café d'origan séché
- 1 cuillère à soupe de ciboulette hachée
- Sel et poivre noir à votre convenance

Préparation :

1. Chauffer l'huile et ajouter le fenouil, remuer et faire sauter pendant 5 minutes.
2. Ajouter le poisson et le saisir de chaque côté.
3. Ajouter le reste des ingrédients, cuire le tout 10 minutes de plus, répartir dans les assiettes et servir.

Nutrition :

- Calories : 200
- Lipides : 2 g
- Fibres : 4 g
- Glucides : 10 g
- Protéines : 8 g

10. Soupe de carottes au curcuma

Temps de préparation : 10 minutes

Temps de cuisson : 25 minutes

Portions : 4

Ingrédients :

- 450 g carottes, pelées et tranchées
- 2 cuillères à soupe d'huile d'olive
- 1 oignon jaune, haché
- 1 cuillère à café de romarin séché
- 1 cuillère à café de cumin moulu
- 2 gousses d'ail émincées
- Une pincée de sel et de poivre noir
- 1.2 l de bouillon de légumes
- 1/2 cuillère à café de poudre de curcuma
- 240 ml de lait de coco
- 1 cuillère à soupe de ciboulette hachée

Préparation :

1. Faire chauffer une casserole avec l'huile à feu moyen ; ajouter l'oignon et l'ail et faire revenir 5 minutes.
2. Ajouter les carottes, le bouillon et les autres ingrédients à l'exception de la ciboulette et remuer.

3. Répartir la soupe dans des bols, saupoudrer de ciboulette et servir pour le déjeuner.

Nutrition :

- Calories : 210
- Lipide s: 8 g
- Fibres : 6 g
- Glucides : 10 g
- Protéines : 7 g

11. Soupe de poireaux à la noix de coco

Temps de préparation : 10 minutes

Temps de cuisson : 20 minutes

Portion s: 4

Ingrédients :

- 4 poireaux, tranchés
- 1 oignon jaune, haché
- 1 cuillère à soupe d'huile d'avocat
- Une pincée de sel et de poivre noir
- 2 gousses d'ail émincées
- 950 ml de soupe aux légumes
- 120 ml de lait de coco
- 1/2 cuillère à café de muscade, moulue
- 1/4 cuillère à café de poivron rouge, écrasé
- 1/2 cuillère à café de romarin séché
- 1 cuillère à soupe de persil haché

Préparation :

1. Faire chauffer une casserole avec l'huile à feu moyen-vif ; ajouter l'oignon et l'ail et faire revenir 2 minutes.
2. Ajouter les poireaux, remuer et faire sauter 3 minutes supplémentaires.

3. Mélanger les ingrédients sauf le persil, porter à ébullition et cuire à feu moyen encore 15 minutes.
4. Mélanger la soupe avec un mixeur à immersion, diviser la soupe dans des bols, saupoudrer de persil et servir.

Nutrition :

- Calories : 268
- Lipides : 11,8 g
- Fibres : 4,5 g
- Glucides : 37,4 g
- Protéines : 6,1 g

Chapitre 3. Dîner

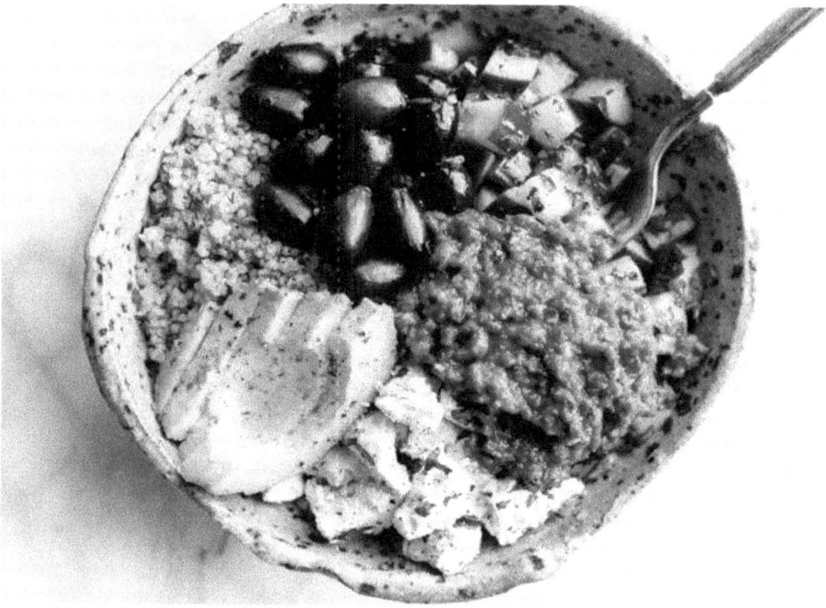

12. Soupe à l'oignon

Temps de préparation : 10 minutes

Temps de cuisson : 25 minutes

Portions : 6

Ingrédients : (à l'aide d'une cup à mesurer, ou d'une tasse de 240ml)

- 2 tasses d'oignon blanc, coupé en dés
- 4 cuillères à soupe de beurre
- 1/2 tasse de champignons de Paris, hachés
- 3 tasses d'eau
- 1 tasse de crème épaisse
- 1 cuillère à café de sel
- 1 cuillère à café de flocons de piment
- 1 cuillère à café d'ail en poudre

Préparation :

1. Faire fondre le beurre dans une casserole.
2. Ajouter l'oignon blanc coupé en dés, les flocons de chili et l'ail en poudre. Mélanger et faire sauter pendant 10 minutes à feu moyen-doux.
3. Ajouter l'eau, la crème épaisse et les champignons hachés. Placer le couvercle.
4. Faire cuire la soupe 15 minutes supplémentaires.

5. Mélanger ensuite la soupe jusqu'à l ; obtention d'une texture crémeuse. Servir dans des bols.

Nutrition :

- Calories : 155
- Lipides : 15,1 g
- Fibres : 0,9 g
- Glucides : 4,7 g
- Protéine : 1,2 g

13. Salade d'asperges

Temps de préparation : 10 minutes

Temps de cuisson : 15 minutes

Portions : 3

Ingrédients : (à l'aide d'une cup à mesurer, ou d'une tasse de 240ml)

- 285 g d'asperges
- 1 cuillère à soupe d'huile d'olive
- 1/2 cuillère à café de poivre blanc
- 115 g de miettes de feta
- 1 tasse de laitue, hachée
- 1 cuillère à soupe d'huile de canola
- 1 cuillère à café de vinaigre de cidre de pomme
- 1 tomate, coupée en dés

Préparation :

1. Préchauffer le four à 365 ° F. (185 °C)
2. Placer les asperges dans le plat, saupoudrer d'huile d'olive et de poivre blanc et transférer dans le four préchauffé. Faire cuire pendant 15 minutes.
3. Pendant ce temps, mettre les miettes de feta dans le saladier.
4. Ajouter la laitue hachée et les tomates en dés.

5. Saupoudrer de vinaigre de cidre de pomme.
6. Refroidir les asperges cuites à température ambiante et ajouter au reste de la salade.
7. Mélanger doucement la salade avant de servir.

Nutrition :

- Énergie : 207
- Lipide s: 17,6 g
- Fibres : 2,4 g
- Glucides : 6,8 g
- Protéines : 7,8 g

14. Taboulé de chou-fleur

Temps de préparation : 10 minutes

Temps de cuisson : 4 minutes

Portions : 4

Ingrédients : (à l'aide d'une cup à mesurer, ou d'une tasse de 240ml)

- 450 g de têtes de chou-fleur
- 1 concombre, haché
- 2 cuillères à soupe de jus de citron
- 2 cuillères à soupe d'huile d'olive
- 1/2 tasse de persil frais
- 1 gousse d'ail coupée en dés
- 30 g d'oignons verts, hachés
- 1 cuillère à café de menthe

Préparation :

1. Couper les têtes de chou-fleur finement. Transférer dans un mixeur ou dans un robot culinaire et mélanger jusqu'à ce qu'elle chou-fleur ressemble à du riz.
2. Transférer le riz de chou-fleur dans le saladier en verre. Ajouter le jus de citron et les oignons verts hachés. Mélanger le tout.
3. Faire cuire au micro-ondes pendant 4 minutes.

4. Entre-temps, mélanger l'huile d'olive, le persil et l'ail coupé en dés.
5. Mélanger le riz au chou-fleur cuit avec le mélange de persil. Ajouter la menthe et les concombres hachés.
6. Mélanger puis servir

Nutrition :

- Calories : 108
- Lipides : 7,3 g
- Fibres : 3,7 g
- Glucides : 10,2 g
- Protéines : 3,2 g

15. Artichaut farci

Temps de préparation : 10 minutes

Temps de cuisson : 15 minutes

Portions : 4

Ingrédients :

- 2 artichauts
- 4 cuillères à soupe de parmesan râpé
- 2 cuillères à café de farine d'amande
- 1 cuillère à café d'ail émincé
- 3 cuillères à soupe de crème fraîche
- 1 cuillère à café d'huile d'avocat
- 240 ml d'eau, pour la cuisson

Préparation :

1. Faire bouillir l'eau dans la casserole.
2. Lorsque l'eau est bouillante, ajouter les artichauts et faire bouillir pendant 5 minutes supplémentaires.
3. Égoutter et couper les artichauts.
4. Retirer les cœurs d'artichaut.
5. Préchauffer le four à 365 ° F. (185 °C)
6. Mélanger la farine d'amande, le parmesan râpé, l'ail émincé, la crème fraîche et l'huile d'avocat.

7. Remplir les artichauts du mélange de fromage et les placer sur une plaque de cuisson.
8. Faire cuire les légumes pendant 10 minutes.
9. Couper chaque artichaut en deux et mettre en plat.

Nutrition :

- Calories : 162
- Lipides : 10,7 g
- Fibres : 5,9 g
- Glucides : 12,4 g
- Protéines : 8,2 g

16. Salpicao de bœuf

Temps de préparation : 10 minutes

Temps de cuisson : 18 minutes

Portions : 2

Ingrédients :

- 435 g de faux-filet de bœuf désossé
- 2 gousses d'ail, pelées, coupées en dés
- 2 cuillères à soupe de beurre
- 1 cuillère à soupe de crème fraîche
- 1/2 cuillère à café de sel
- 1/2 cuillère à café de piment
- 1 cuillère à soupe de jus de citron vert

Préparation :

1. Couper le faux-filet en tranches fines.
2. Saupoudrer la viande de sel, de piment rouge et de jus de citron vert.
3. Faire fondre le beurre dans la poêle. Ajouter l'ail coupé en dés et le saisir 2 minutes à feu moyen.
4. Ajouter ensuite les tranches de viande et faires griller à feu vif pendant 2 minutes de chaque côté.
5. Ajouter la crème fraîche et fermer le couvercle. Faire cuire 10 minutes à feu moyen en remuant de temps en temps.

6. Servir le Salpicao de bœuf.

Nutrition :

- Énergie : 641
- Lipides : 52,8 g
- Fibres: 0,1 g
- Glucides : 1,9 g
- Protéines : 42,5 g

Chapitre 4. Riz et céréales

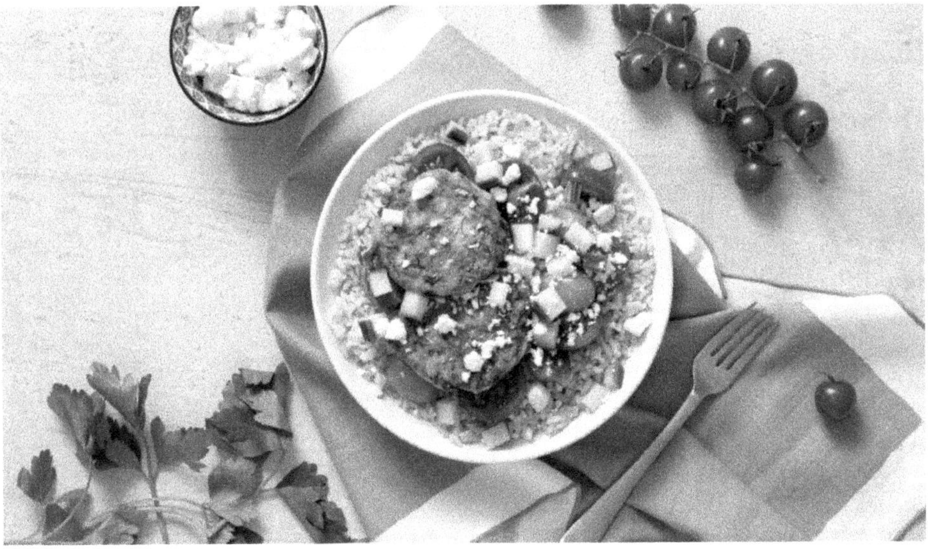

17. Risotto gourmand aux champignons

Temps de préparation : 20 minutes

Temps de cuisson : 15 minutes

Portions : 6

Ingrédients :

- 1 kg de champignons Portobello, émincés
- 450 g de champignons blancs, émincés
- 2 échalotes, coupées en dés
- 3 cuillères à soupe d'huile d'olive, divisées
- 1 1/2 tasse de riz Arborio
- Sel et poivre noir au goût
- 1/2 tasse de vin blanc sec
- 4 cuillères à soupe de beurre
- 3 cuillères à soupe de ciboulette finement hachée
- 6 tasses de bouillon de poulet, divisé
- 1/3 tasse de parmesan

Préparation :

1. Faire chauffer le bouillon à feu doux.
2. Mettre 2 cuillères à soupe d'huile d'olive dans une grande casserole à feu moyen. Fouetter les champignons et cuire jusqu'à

ce qu'ils soient tendres. Retirer maintenant les champignons et leur liquide et Mettre-les de côté.

3. Mettre 1 cuillère à soupe d'huile d'olive dans la poêle et incorporer les échalotes. Cuire 1 minute et ajouter le riz, en remuant, couvrir de papier d'aluminium pendant environ 2 minutes. Lorsque le riz a pris une couleur doré pâle, Verser le vin constamment, en remuant jusqu'à ce que le vin soit complètement absorbé.
4. Ajouter 1/2 tasse de bouillon de riz et mélanger jusqu'à ce que le bouillon soit absorbé. Continuez à ajouter 1/2 tasse de bouillon à la fois, en remuant constamment.
5. Détacher ensuite du feu et incorporer les champignons avec leur liquide, le beurre, la ciboulette et le parmesan. Assaisonnez avec du sel et du poivre.

Nutrition :

- Énergie : 418
- Lipides : 18,6 g
- Glucides : 55 g
- Protéines : 8,6 g

18. Haricots et riz de John

Temps de préparation : 20 minutes

Temps de cuisson : 15 minutes

Portions : 6

Ingrédients :

- 450 g de haricots rouges secs
- 1 cuillère à soupe d'huile végétale
- 12 grammes de saucisse Andouille, coupée en dés
- 1 tasse d'oignon finement haché
- 3/4 tasse de céleri haché
- 3/4 tasse de poivrons poblano
- 4 gousses d'ail émincées
- 2 pintes de bouillon de poulet ou plus si nécessaire
- 1 jarret de jambon fumé
- 2 feuilles de laurier
- 1 cuillère à café de thym séché
- 1/2 cuillère à café de poivre de Cayenne
- 1 cuillère à café de poivre noir fraîchement moulu
- 2 cuillères à soupe d'oignon vert haché,
- 4 tasses de riz blanc cuit

Préparation :

1. Apportez les haricots dans un grand récipient et couvrir-les de quelques centimètres d'eau froide ; tremper toute la nuit. Égoutter et rincer.

2. Chauffer l'huile et cuire et remuer la saucisse dans l'huile chaude pendant 5 à 7 minutes. Incorporer l'oignon, le céleri et les poivrons avec la saucisse ; cuire et remuer jusqu'à ce que les légumes ramollissent et commencent à devenir transparents, 5 à 10 minutes. Ajouter l'ail au mélange de saucisses ; cuire et remuer jusqu'à ce qu'il soit parfumé, environ 1 minute.

3. Incorporer les haricots bruns, le bouillon de poulet, le jarret de jambon, la feuille de laurier, le poivre noir, le thym, le poivre de Cayenne et le mélange de saucisses ; porter à ébullition, baisser le feu et remuer de temps en temps pendant une heure et demie.

4. Assaisonner de sel et laisser mijoter jusqu'à ce que les haricots soient tendres, que la viande soit tendre et que la consistance souhaitée soit obtenue, 1 1/2 à 2 heures de plus. Assaisonnez avec du sel.

5. Mettre le riz dans des bols, déposer le mélange de haricots rouges sur le riz et garnir d'oignons verts.

Nutrition :

- Énergie : 542
- Lipides : 25 g
- Glucides : 36 g
- Protéines : 8,6 g

19. Soupe crémeuse au poulet et riz sauvage

Temps de préparation : 10 minutes

Temps de cuisson : 15 minutes

Portions : 8

Ingrédients :

- 2 tasses d'eau
- 4 tasses de bouillon de poulet
- 2 filets de poulet désossés et cuits, râpés
- 1 paquet de riz à cuisson rapide à grains longs avec un paquet d'épices
- 1/2 cuillère à café de sel
- 1/2 cuillère à café de poivre noir moulu
- 3/4 tasse de farine tout usage
- 1/2 tasse de beurre
- 2 tasses de crème épaisse

Préparation :

1. Mélanger le bouillon, l'eau et le poulet dans une grande casserole à feu moyen. Porter à ébullition ; incorporer le riz et conserver le paquet d'assaisonnement. Couvrir et retirer du feu.
2. Mélanger le sel, le poivre et la farine. Dissoudre le beurre. Remuer le contenu du sac d'herbes jusqu'à ce que le mélange bouillonne. Reduir le feu et Ajouter le mélange de farine à une

cuillère à soupe pour former un roux. Remuer la crème petit à petit jusqu'à ce qu'elle soit complètement absorbée et lisse. Cuire au four jusqu'à épaississement, 5 minutes.

3. Ajouter le mélange de crème au bouillon et au riz. Cuire à feu moyen pendant 10 à 15 minutes.

Nutrition :

- Énergie : 426
- Lipides : 35 g
- Glucides : 41 g
- Protéines : 8,6 g

20. Riz aux carottes

Temps de préparation : 5 minutes

Temps de cuisson : 15 minutes

Portions : 6

Ingrédients :

- 2 tasses d'eau
- 1 cube de bouillon de poulet
- 1 carotte râpée
- 1 tasse de riz à grains longs non cuit

Préparation :

1. Faire bouillir l'eau et la dentelle dans le cube de bouillon et Le laisser se dissoudre.
2. Incorporer les carottes et le riz et porter à nouveau à ébullition.
3. Baissez le feu, couvrir et Laisser mijoter pendant 20 minutes.
4. Retirer du feu et laisser à couvert pendant 5 minutes.

Nutrition :

- Calories : 125
- Lipides : 41 g
- Glucides : 32 g
- Protéines : 16 g

21. Sauce au riz

Temps de préparation : 5 minutes

Temps de cuisson : 15 minutes

Portions : 6

Ingrédients :

- 3 tasses de riz cuit
- 1 1/4 tasse de fromage Monterey Jack râpé, divisé
- 1 tasse de maïs en conserve ou congelé
- 1/2 tasse de lait
- 1/3 tasse de crème fraîche
- 1/2 tasse d'oignons verts hachés

Préparation :

1. Préchauffer le four.
2. Mélanger le riz, une tasse de fromage, le maïs, le lait, la crème fraîche et les oignons verts dans un saladier de taille moyenne. Mettre dans un plat allant au four d'un litre et saupoudrer-y le reste de fromage.
3. Cuire au four jusqu'à ce que le fromage soit dissous et que le plat soit chaud.

Nutrition :

- Calories : 110
- Lipides : 32 g
- Glucides : 54 g
- Protéines : 12 g

Chapitre 5. Salade

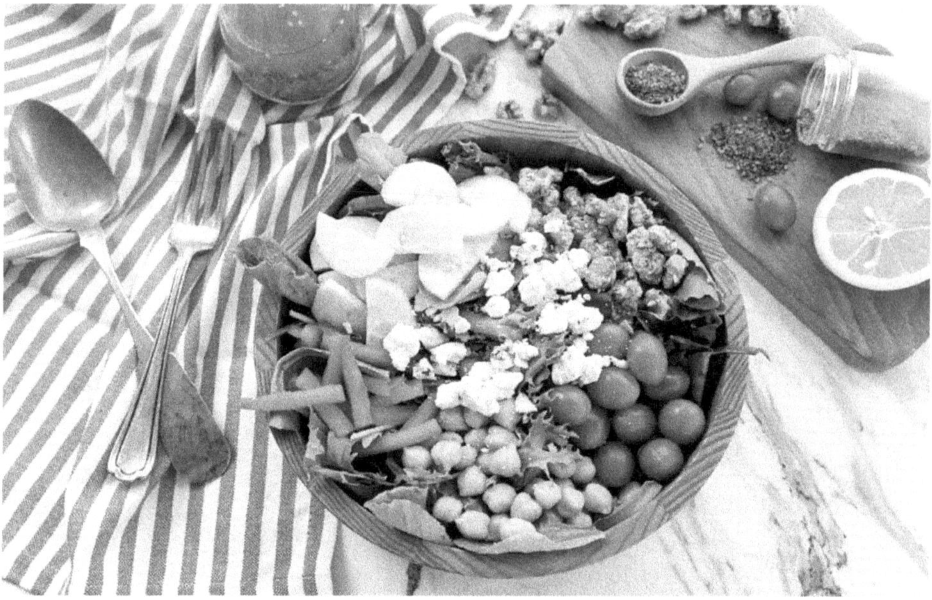

22. Salade fraîche crémeuse

Temps de préparation : 10 minutes

Temps de cuisson : 25 minutes

Portions : 4

Ingrédients : (à l'aide d'une cup à mesurer, ou d'une tasse de 240ml)

- 1/2 tasse de yaourt grec
- 2 cuillères à soupe d'aneth, haché
- 1 cuillère à café de jus de citron
- 4 concombres, coupés en dés
- 2 gousses d'ail émincées
- Sel et poivre au goût

Préparation :

1. Mélanger tous les ingrédients dans un saladier.
2. Assaisonner de sel et de poivre selon votre goût et déguster.

Nutrition :

- Calories : 115
- Lipides : 9 g
- Fibres: 10 g
- Glucides : 21 g
- Protéines : 9 g

23. Salade d'été au saumon grillé

Temps de préparation : 10 minutes

Temps de cuisson : 30 minutes

Portions : 4

Ingrédients : (à l'aide d'une cup à mesurer, ou d'une tasse de 240ml)

- 2 filets de saumon
- Sel et poivre au goût
- 2 tasses de bouillon de légumes
- 1/2 tasse de boulgour
- 1 tasse de tomates cerises, coupées en deux
- 1/2 tasse de maïs sucré
- 1 citron, en jus
- 1/2 tasse d'olives vertes, tranchées
- 1 concombre, coupé en cubes
- 1 oignon vert, haché
- 1 poivron rouge, haché
- 1 poivron rouge, évidé et coupé en dés

Préparation :

1. Chauffer une poêle à griller à feu moyen, puis déposer le saumon dessus, assaisonner de sel et de poivre. Griller les deux côtés du saumon jusqu'à ce qu'il soit doré et réserver.
2. Chauffer le bouillon dans une casserole jusqu'à ce qu'il soit chaud, puis ajouter le boulgour et cuire jusqu'à ce que le liquide soit complètement trempé dans le boulgour.
3. Mélanger le saumon, le boulgour et tous les autres ingrédients dans un saladier, puis Ajouter à nouveau du sel et du poivre, si vous le souhaitez, selon votre goût.
4. Servir la salade dès qu'elle est terminée.

Nutrition :

- Calories : 110
- Lipides : 13 g
- Fibres: 7 g
- Glucides : 13 g
- Protéines : 18 g

24. Salade de brocoli aux oignons caramélisés

Temps de préparation : 10 minutes

Temps de cuisson : 25 minutes

Portions : 4

Ingrédients :

- 3 cuillères à soupe d'huile d'olive extra vierge
- 2 oignons rouges, tranchés
- 1 cuillère à café de thym séché
- 2 cuillères à soupe de vinaigre balsamique
- 450 g de brocoli, coupé en fleurons
- Sel et poivre au goût

Préparation :

1. Chauffer l'huile et ajouter les oignons émincés. Cuire jusqu'à ce que les oignons soient caramélisés. Incorporer le vinaigre et le thym, puis retirer du feu.

2. Mélanger le mélange de brocoli et d'oignon dans un saladier, en ajoutant du sel et du poivre si désiré. Servir et manger la salade dès que possible.

Nutrition :

- Calories : 113
- Lipides : 9 g
- Fibres: 8 g
- Glucides : 13 g; Protéines : 18 g

25. Salade mixte de chou-fleur au four

Temps de préparation : 10 minutes

Temps de cuisson : 30 minutes

Portions : 4

Ingrédients :

- 2 cuillères à soupe d'huile d'olive extra vierge
- 1 cuillère à café de menthe séchée
- 1 cuillère à café d'origan séché
- 2 cuillères à soupe de persil haché
- 1 poivron rouge, haché
- 1 citron, en jus
- 1 oignon vert, haché
- 2 cuillères à soupe de coriandre hachée
- Sel et poivre au goût

Préparation :

1. Chauffer le four à 175° C.
2. Dans un plat allant au four, mélanger l'huile d'olive, la menthe, le chou-fleur et l'origan et cuire au four pendant 15 minutes.
3. Une fois cuit, verser dans un saladier et ajouter le reste des ingrédients en remuant.
4. Assiette la salade et manger fraîche et chaude.

Nutrition :

- Calories : 123
- Lipides : 13 g
- Fibres: 9 g
- Glucides : 10 g; Protéines : 12,5 g

26. Salade de roquette rapide

Temps de préparation : 10 minutes

Temps de cuisson : 30 minutes

Portions : 4

Ingrédients : (à l'aide d'une cup à mesurer, ou d'une tasse de 240ml)

- 6 poivrons rouges rôtis, tranchés
- 2 cuillères à soupe de pignons de pin
- 2 cuillères à soupe de raisins secs
- 1 oignon rouge, tranché
- 3 tasses de roquette
- 2 cuillères à soupe de vinaigre balsamique
- 115 g de feta, émietté
- 2 cuillères à soupe d'huile d'olive extra vierge
- 115 g de feta, émietté
- Sel et poivre au goût

Préparation :

1. À l'aide d'un saladier, mélanger le vinaigre, l'huile d'olive, les pignons de pin, les raisins secs, les poivrons et les oignons.
2. Ajouter la roquette et la feta au mélange et servir.

Nutrition :

- Calories : 123
- Lipides : 13 g
- Fibres: 9 g
- Glucides : 10 g
- Protéines : 12 g

Chapitre 6. Soupes

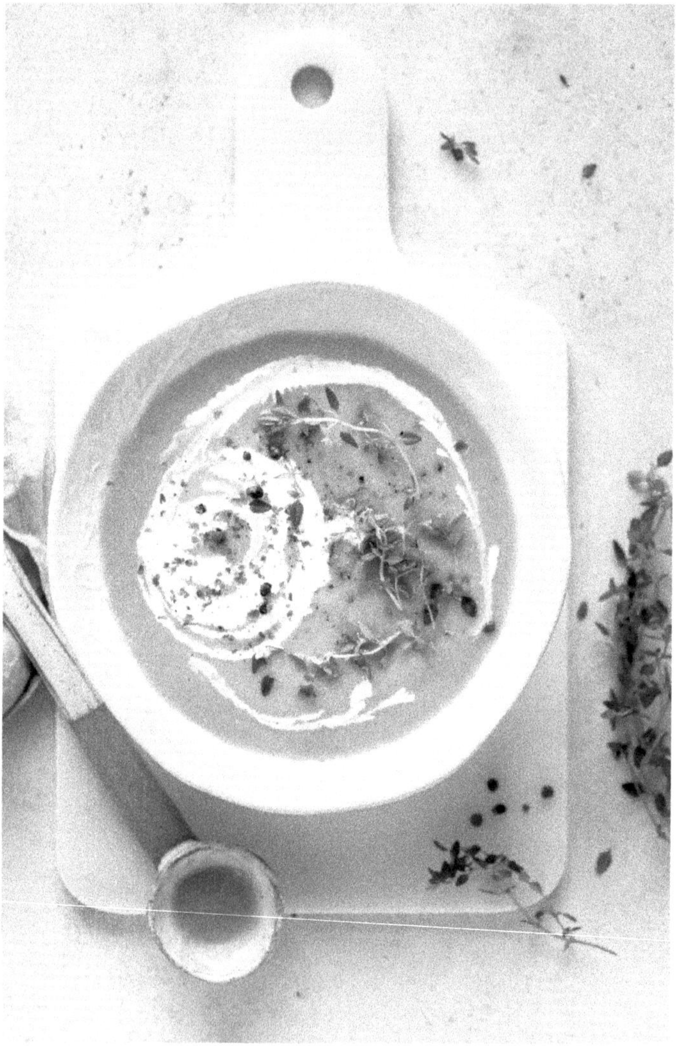

27. Soupe aux légumes du jardin au persil

Temps de préparation : 10 minutes

Temps de cuisson : 42 minutes

Portions : 8

Ingrédients : (à l'aide d'une cup à mesurer, ou d'une tasse de 240ml)

- 2 cuillères à soupe d'huile d'olive
- 1 tasse de poireaux, hachés
- 2 gousses d'ail émincées
- 8 tasses de bouillon de légumes
- 1 carotte coupée en dés
- 1 pomme de terre coupée en dés
- 1 branche de céleri, coupée en dés
- 1 tasse de champignons
- 1 tasse de fleurons de brocoli
- 1 tasse de fleurons de chou-fleur
- 1/2 poivron rouge, coupé en dés
- 1/4 de chou vert, haché
- 1/2 tasse de haricots verts
- 1/2 sel, ou plus au goût
- 1/2 cuillère à café de poivre noir moulu

- 1/2 tasse de persil frais, haché

Préparation :

1. Faire chauffer l'huile sur Sauté. Ajouter l'ail et l'oignon et cuire 6 minutes jusqu'à ce qu'ils soient légèrement dorés. Ajouter le bouillon, la carotte, le céleri, le brocoli, le poivron, les haricots verts, le sel, le chou, le chou-fleur, les champignons, la pomme de terre et le poivre.
2. Scellez le couvercle ; cuire à feu vif pendant 6 minutes. Relâcher la pression naturellement pendant environ 5 minutes. Incorporer le persil et servir.

Nutrition :

- Calories : 310
- Glucides : 21,1 g
- Protéines : 12 g
- Lipides : 13,1 g
- Sodium: 321 mg
- Fibres: 6,9 g

28. Soupe à l'agneau et aux épinards

Temps de préparation : 10 minutes

Temps de cuisson : 50 minutes

Portions : 5

Ingrédients : (à l'aide d'une cup à mesurer, ou d'une tasse de 240ml)

- 450 g d'épaule d'agneau, coupée en petits morceaux
- 285 g de feuilles d'épinards frais, hachées
- 3 œufs battus
- 5 tasses de bouillon de légumes
- 3 cuillères à soupe d'huile d'olive
- 1 cuillère à café de sel

Préparation :

1. Placer dans votre casserole instantanée l'agneau avec les ingrédients restants. Fermer le couvercle, appuyez sur Soupe / Bouillon et faire cuire 30 minutes à haute pression.

Nutrition :

- Calories : 310
- Glucides : 21,1 g
- Protéines : 12 g
- Lipides : 13,1 g
- Sodium: 321 mg
- Fibres: 6,9 g

29. Soupe de riz au poulet sans effort

Temps de préparation : 10 minutes

Temps de cuisson : 20 minutes

Portions : 4

Ingrédients : (à l'aide d'une cup à mesurer, ou d'une tasse de 240ml)

- 450 g de poitrine de poulet, désossée, sans peau, coupée en morceaux
- 1 grosse carotte, hachée
- 1 oignon, haché
- 1/4 tasse de riz
- 1 pomme de terre, hachée finement
- 1/2 cuillère à café de sel
- 1 cuillère à café de poivre de Cayenne
- Une poignée de persil finement haché
- 3 cuillères à soupe d'huile d'olive
- 4 tasses de bouillon de poulet

Préparation :

1. Ajouter tous les ingrédients, sauf le persil, dans la casserole et fermer le couvercle. Cuire sur soupe / bouillon pendant 15 minutes à puissance élevée. Faire une pression rapide et Relâcher. Incorporer le persil frais et servir.

Nutrition :

- Énergie : 213; Glucides : 24 g; Protéines : 16 g
- Lipides : 15 g ; Sodium: 213 mg
- Fibres: 10,9 g

30. Soupe d'automne espagnole

Temps de préparation : 10 minutes

Temps de cuisson : 34 minutes

Portions : 4

Ingrédients : (à l'aide d'une cup à mesurer, ou d'une tasse de 240ml)

- 3 patates douces, hachées
- 1 cuillère à café de sel de mer
- 2 bulbes de fenouil, hachés
- 455 g de citrouille en purée
- 1 gros oignon, haché
- 1 cuillère à soupe d'huile de coco
- 4 tasses d'eau
- 1 cuillère à soupe de crème fraîche

Préparation :

1. Faire chauffer l'huile sur Sauté, ajouter l'oignon et le fenouil. Cuire jusqu'à ce qu'il soit tendre et translucide. Mélanger les ingrédients restants et couvrir le couvercle.
2. Cuire à haute pression pendant 25 minutes. Faire une libération rapide, transférer la soupe dans un mixeur et Mélanger pendant 20 secondes jusqu'à ce qu'elle soit crémeuse. Garnir de crème fraîche et servir.

Nutrition :

- Énergie : 213
- Glucides : 24 g
- Protéines : 16 g
- Lipides : 15 g
- Sodium: 213 mg
- Fibres: 10,9 g

31. Ragoût d'agneau qui réchauffe les orteils

Temps de préparation : 10 minutes

Temps de cuisson : 34 minutes

Portions : 5

Ingrédients : (à l'aide d'une cup à mesurer, ou d'une tasse de 240ml)

- 905 g d'épaule d'agneau, coupées en cubes
- Sel et poivre noir
- 1 cuillère à soupe d'huile d'olive
- 1 cuillère à soupe de beurre
- 1 tasse d'oignon, haché
- 2-3 gousses d'ail émincées
- 1 cuillère à soupe de pâte de gingembre
- 1 cuillère à café de coriandre moulue
- 1 cuillère à café de cannelle moulue
- 1 / 4-1 / 2 tasse d'eau
- 8 abricots secs
- 8 dattes dénoyautées
- 2 cuillères à soupe d'amandes effilées
- 1 cuillère à soupe de zeste d'orange
- 1/2 cuillère à soupe de miel

- 1 cuillère à café de ras el hanout

Préparation :

1. Utilisez légèrement les cubes d'agneau avec du sel et du poivre.
2. Placer l'huile et le beurre dans la casserole instantanée et Sélectionner « Sauté ». Ajouter ensuite les cubes d'agneau en 2 lots et faire cuire environ 4 à 5 minutes ou jusqu'à ce qu'ils soient dorés.
3. À l'aide d'une cuillère à égoutter, transférer les cubes d'agneau dans un saladier.
4. Dans la casserole, ajouter l'oignon, l'ail, la pâte de gingembre, la coriandre et la cannelle et faire cuire environ 4 à 5 minutes.
5. Ajouter l'eau et cuire environ 1 minute en raclant les morceaux dorés du fond.
6. Sélectionner « Annuler » et Ajouter les cubes d'agneau.
7. Choisir « Manuel » et faire cuire sous « Haute pression » pendant environ 25 minutes.
8. Sélectionner « Annuler » et faire soigneusement une version « Naturelle ».
9. Retirer le couvercle et ajouter les ingrédients restants.
10. Sélectionner « Sauté » et faire cuire environ 5 à 10 minutes ou jusqu'à ce que l'épaisseur de sauce désirée vous convienne.
11. Sélectionner « Annuler » et servir chaud.

Nutrition :

- Énergie : 483
- Glucides : 22,3 g
- Protéines : 53 g
- Lipides : 20,1 g
- Sucre: 16,3 g
- Sodium: 188 mg
- Fibres: 3 g

Chapitre 7. Desserts

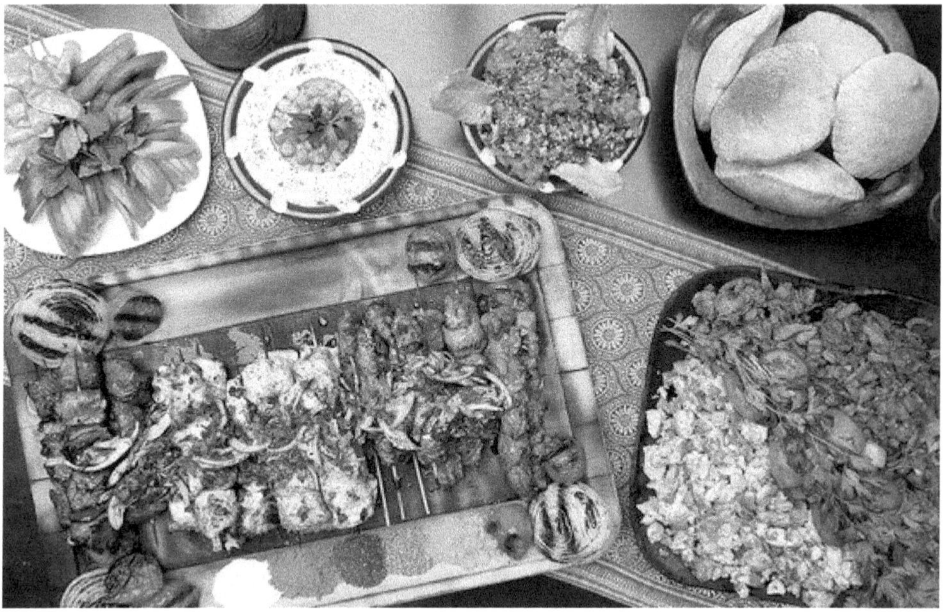

32. Ganache au chocolat

Temps de préparation : 8 minutes

Temps de cuisson : 3 minutes

Portions : 16

Ingrédients : (à l'aide d'une cup à mesurer, ou d'une tasse de 240ml)

- 255 g de chocolat doux-amer, haché
- 1/2 tasse de crème épaisse
- 1 cuillère à soupe de rhum brun (facultatif)

Préparation :

1. Placer le chocolat dans un saladier moyen. Faire chauffer la crème dans une petite casserole.
2. Porter à ébullition. Lorsque la crème a atteint le point d'ébullition, verser le chocolat haché dessus et battre jusqu'à consistance lisse. Remuer le rhum si vous le souhaitez.
3. Laisser refroidir légèrement la ganache avant de la verser sur un gâteau. Commencez au milieu du gâteau et travaillez à l'extérieur. Pour un glaçage moelleux ou une garniture au chocolat, Laisser refroidir jusqu'à épaississement et battez avec un fouet jusqu'à ce qu'il soit léger et mousseux.

Nutrition :

- Calories : 137
- Lipides : 12,6 g
- Glucides : 20,5 g; Protéines : 2,6 g

33. Beurre d'arachide simple et boules de chocolat

Temps de préparation : 8 minutes

Temps de cuisson : 0 minutes

Portions : 15

Ingrédients : (à l'aide d'une cup à mesurer, ou d'une tasse de 240ml)

- 3/4 tasse de beurre d'arachide crémeux
- 1/4 tasse de cacao en poudre non sucré
- 2 cuillères à soupe de beurre d'amande ramolli
- 1/2 cuillère à café d'extrait de vanille
- 1 3/4 tasse de sucre d'érable

Préparation :

1. Tapisser une plaque à pâtisserie de papier sulfurisé.
2. Mélanger tous les ingrédients dans un saladier. Remuer pour bien mélanger.
3. Divisez le mélange en 15 parties et façonnez chaque partie en une boule d'un pouce.
4. Disposer les boules sur la plaque à pâtisserie et réfrigérer au moins 30 minutes, puis servir frais.

Nutrition :

- Calories : 146
- Lipides : 8,1 g ; Protéines : 4,2 g

34. Bols à la mangue

Temps de préparation : 5 minutes

Temps de cuisson : 0 minutes

Portions : 4

Ingrédients : (à l'aide d'une cup à mesurer, ou d'une tasse de 240ml)

- 3 tasses de mangue, coupée en morceaux moyens
- 1/2 tasse d'eau de coco
- 1/4 tasse de stévia
- 1 cuillère à café d'extrait de vanille

Préparation :

1. Mélanger la mangue avec le reste des ingrédients, bien mélanger, répartir dans des bols et servir froid.

Nutrition :

- Calories : 122
- Lipides : 4 g
- Fibres: 5,3 g
- Glucides : 6,6 g
- Protéines : 4,5 g

35. Mélange Pomme Poire Noix

Temps de préparation : 4 minutes

Temps de cuisson : 0 minutes

Portions : 4

Ingrédients : (à l'aide d'une cup à mesurer, ou d'une tasse de 240ml)

- 2 pommes, épépinées et coupées en quartiers
- 1/2 cuillère à café de vanille
- 1 tasse de jus de pomme
- 2 cuillères à soupe de noix, hachées
- 2 pommes, épépinées et coupées en quartiers

Préparation :

1. Mettre tous les ingrédients dans votre cocotte-minute programmable et Bien mélanger.
2. Sceller la casserole avec le couvercle et cuire à feu vif.
3. Réglez la pression naturellement, puis Relâcher le reste en utilisant la libération rapide. Retirer le couvercle.
4. Servir et déguster.

Nutrition :

- Calories : 132
- Lipides : 2,6 g
- Glucides : 28,3 g
- Sucre: 21,9 g
- Protéines : 1,3 g ; Cholestérol: 0 mg

36. Sauce aux poires épicée

Temps de préparation : 4 minutes

Temps de cuisson : 6 heures

Portions : 12

Ingrédients : (à l'aide d'une cup à mesurer, ou d'une tasse de 240ml)

- 8 poires, évidées et coupées en dés
- 1/2 cuillère à café de cannelle moulue
- 1/4 cuillère à café de muscade moulue
- 1/4 cuillère à café de cardamome moulue
- 1 tasse d'eau

Préparation :

1. Mettre tous les ingrédients dans une cocotte-minute programmable et Bien mélanger.
2. Sceller la casserole avec un couvercle et sélectionner le mode de cuisson lente et cuire à feu doux pendant 6 heures.
3. Écrasez la sauce à l'aide d'un presse-purée.
4. Fouetter dans le récipient et congelez-le au réfrigérateur.

Nutrition :

- Calories : 81
- Lipides : 0,2 g; Glucides : 21,4 g

Chapitre 8. Collations

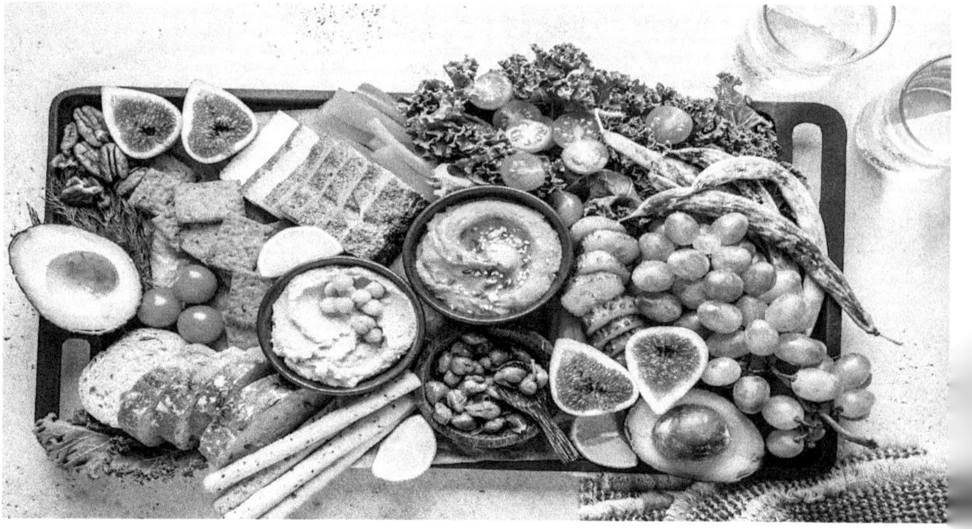

37. Trempette aux épinards et aux artichauts

Temps de préparation : 10 minutes

Temps de cuisson : 20 minutes

Portions : 8

Ingrédients : (à l'aide d'une cup à mesurer, ou d'une tasse de 240ml)

- Huile d'olive extra vierge, pour le brossage
- 1 paquet d'épinards hachés surgelés
- 1 pot de coeurs d'artichaut marinés
- 1 tasse de yaourt grec nature faible en gras
- 1 tasse de fromage fontina râpé
- 1/3 tasse de feta émiettée
- 2 gousses d'ail émincées
- Pincée de sel
- 1/3 tasse de parmesan râpé

Préparation :

1. Préchauffer le four à 175° C. Badigeonner légèrement un plat allant au four d'un litre d'huile d'olive.
2. Dans un saladier, mélanger les épinards, les cœurs d'artichaut, le yaourt, la fontina, la feta, l'ail et le sel. Bien mélanger.
3. Verser dans le plat de cuisson préparé. Garnir de parmesan.

4. Cuire au four jusqu'à ce qu'il soit doré et bouillonnant.

Nutrition :

- Calories : 141
- Matières grasses totales: 8 g
- Protéines : 10 g
- Glucides : 9 g
- Fibres: 4 g

38. Tomates cerises farcies

Temps de préparation : 15 minutes

Temps de cuisson : 15 minutes

Portions : 8

Ingrédients : (à l'aide d'une cup à mesurer, ou d'une tasse de 240ml)

- 24 tomates cerises
- 1/3 tasse de fromage ricotta partiellement écrémé
- 1/4 tasse de concombre pelé haché
- 1 cuillère à soupe d'oignon rouge finement haché
- 2 cuillères à café de basilic frais émincé

Préparation :

1. Coupez le dessus de chaque tomate. Grattez soigneusement et jetez la pulpe à l'intérieur.
2. Dans un saladier, mélanger la ricotta, le concombre, l'oignon rouge et le basilic. Bien mélanger.
3. Verser le mélange de fromage ricotta dans les tomates et servir froid.

Nutrition :

- Calories : 75
- Matières grasses totales: 3 g
- Protéines : 6 g
- Glucides : 9 g; Fibres: 1 g

39. Croustille de pita au four épicées

Temps de préparation : 10 minutes

Temps de cuisson : 10 minutes

Portions : 6

Ingrédients :

- 2 cuillères à soupe d'huile d'olive extra vierge
- 1 cuillère à café d'origan séché
- 1/2 cuillère à café de paprika
- 1/2 cuillère à café de sel
- 1/4 cuillère à café de poivre noir fraîchement moulu
- 1/4 cuillère à café de poivre de Cayenne
- 3 pains pita, chacun coupé en 8 triangles

Préparation :

1. Préchauffer le four à 175° C. Tapisser une plaque à pâtisserie à rebords de papier sulfurisé.
2. Mélanger l'huile d'olive, l'origan, le paprika, le sel, le poivre noir et le poivre de Cayenne. Bien mélanger.
3. Étalez les triangles de pita sur la plaque à pâtisserie préparée. Badigeonner avec le mélange d'huile. Retournez et brossez l'autre côté.
4. Cuire au four jusqu'à ce qu'ils soient dorés et croustillants.

Nutrition :

- Calories : 78
- Matières grasses totales: 5 g
- Protéines : 1 g
- Glucides : 8 g; Fibres: 1 g

40. Trempette aux poivrons rouges rôtis

Temps de préparation : 1 heure

Temps de cuisson : 45 minutes

Portions : 6

Ingrédients :

- 4 gros poivrons rouges, épépinés et coupés en quartiers
- 1 gros oignon, haché
- 2 cuillères à soupe d'huile d'olive extra vierge
- 1 cuillère à café de vinaigre de vin rouge
- 1 1/2 cuillères à café de sel
- 1/4 cuillère à café de poivre noir fraîchement moulu
- 2 gousses d'ail pelées

Préparation :

1. Chauffer le four et tapisser une plaque à pâtisserie à rebord de papier d'aluminium.
2. Dans un grand saladier, mélanger les poivrons et l'oignon avec l'huile d'olive, le vinaigre, le sel et le poivre.
3. Étalez les poivrons et l'oignon en une seule couche sur la plaque à pâtisserie préparée. Rôtir pendant 30 minutes, puis ajouter les gousses d'ail et rôtir encore 15 minutes jusqu'à ce que les poivrons commencent à noircir sur les bords. Sortez du four et Laisser refroidir.

4. Laisser refroidir avant de servir.

Nutrition :

- Calories : 85
- Matières grasses totales: 5 g
- Protéines : 1 g
- Glucides totaux: 9 g
- Fibres: 3 g

Chapitre 9. Plats de légumes

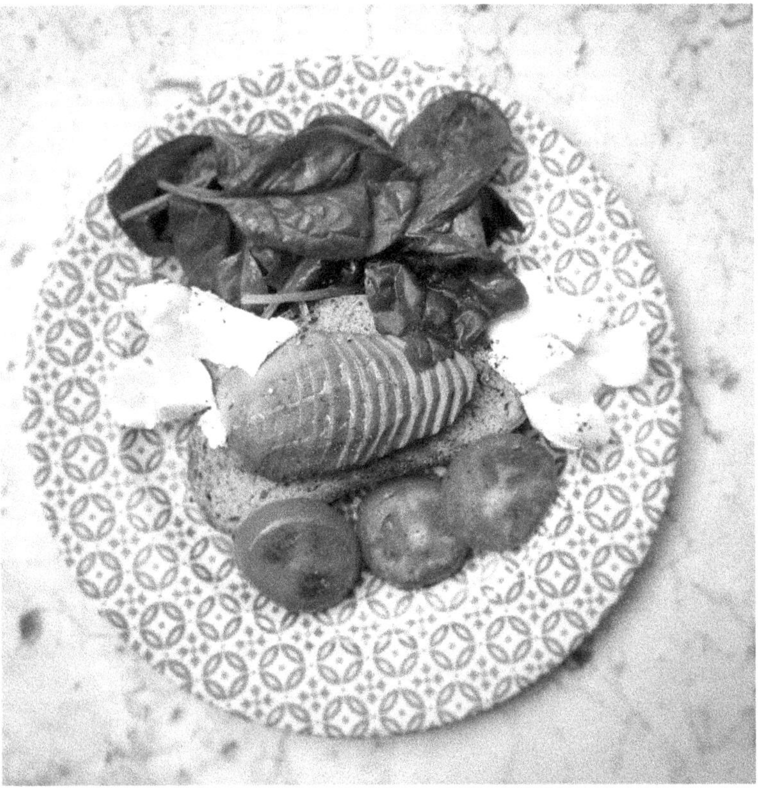

41. Carottes rôties aux épices

Temps de préparation : 5 minutes

Temps de cuisson : 45 minutes

Portions : 5

Ingrédients : (à l'aide d'une cup à mesurer, ou d'une tasse de 240ml)

- 8 grosses carottes
- 3 cuillères à soupe d'huile d'olive
- 1 cuillère à soupe de vinaigre de vin rouge
- 2 cuillères à soupe de feuilles d'origan fraîches emballées
- 1 cuillère à café de paprika fumé
- 1/2 cuillère à café de muscade moulue
- 1 cuillère à soupe de beurre végétalien
- Sel et poivre
- 1/3 tasse de pistaches salées et grillées

Préparation :

1. Réglez votre four à 450 ° F. (230°C)
2. Mélanger l'origan, l'huile, la muscade, le paprika, les carottes, le sel et le poivre dans une rôtissoire.
3. Cuire le mélange pendant environ une heure ou jusqu'à ce que les carottes deviennent tendres.

4. Transférer dans une assiette.

5. Garnir de vinaigre, de beurre et de pistaches avant de servir.

Nutrition :

- Calories : 120
- Graisses : 3,5 g
- Glucides nets : 20 g
- Protéine : 2 g

42. Salade de haricots

Temps de préparation : 5 minutes

Temps de cuisson : 3 minutes

Portions : 16

Ingrédients :

- 425 g de haricots verts
- 450 g de pois chiches
- 425 g de haricots rouges foncés
- 1 oignon
- 1/2 cuillère à soupe de sucre blanc
- 10 cuillères à soupe de vinaigre blanc
- 5 cuillères à soupe d'huile végétale
- 1/2 cuillère à café de sel
- 1/2 cuillère à café de poivre noir
- 1/2 cuillère à café de graines de céleri

Préparation :

1. Mélanger tous les ingrédients et réfrigérer la salade pendant au moins 12 heures

Nutrition :

- Calories : 126
- Lipides : 8,6 g
- Glucides : 6,9 g
- Protéines : 6,9 g

43. Courgettes grillées avec salsa aux tomates

Temps de préparation : 5 minutes

Temps de cuisson : 10 minutes

Portions : 4

Ingrédients : (à l'aide d'une cup à mesurer, ou d'une tasse de 240ml)

- 4 courgettes, tranchées
- 1 cuillère à soupe d'huile d'olive
- Sel et poivre
- 1 tasse de tomates, hachées
- 1 cuillère à soupe de menthe hachée
- 1 cuillère à café de vinaigre de vin rouge

Préparation :

1. Préchauffer votre gril.
2. Enrober les courgettes d'huile et assaisonner de sel et de poivre.
3. Griller 4 minutes de chaque côté.
4. Mélanger le reste des ingrédients dans un saladier.
5. Garnir les courgettes grillées avec la salsa à la menthe.

Nutrition :

- Calories : 71; Lipides : 5 g; Glucides : 6 g
- Protéine : 2 g

44. Crème de brocoli

Temps de préparation : 5 minutes

Temps de cuisson : 20 minutes

Portions : 4

Ingrédients : (à l'aide d'une cup à mesurer, ou d'une tasse de 240ml)

- 450g de fleurons de brocoli
- 4 tasses de bouillon de légumes
- 2 échalotes hachées
- 1 cuillère à café de poudre de chili
- Sel
- Poivre noir
- 2 gousses d'ail émincées
- 2 cuillères à soupe d'huile d'olive
- 1 cuillère à soupe d'aneth haché

Préparation :

1. Chauffer une casserole avec l'huile à feu moyen-vif ; ajouter les échalotes et l'ail et faire revenir 2 minutes.
2. Ajouter le brocoli et les autres ingrédients porter à ébullition, puis cuire à feu moyen pendant 18 minutes.
3. Mélanger le mélange à l'aide d'un mixeur à immersion, diviser la crème dans des bols et servir.

Nutrition :

- Calories : 111
- Lipides : 8 g
- Glucides : 10,2 g
- Protéines : 3,7 g

Chapitre 10. Sauces et marinades

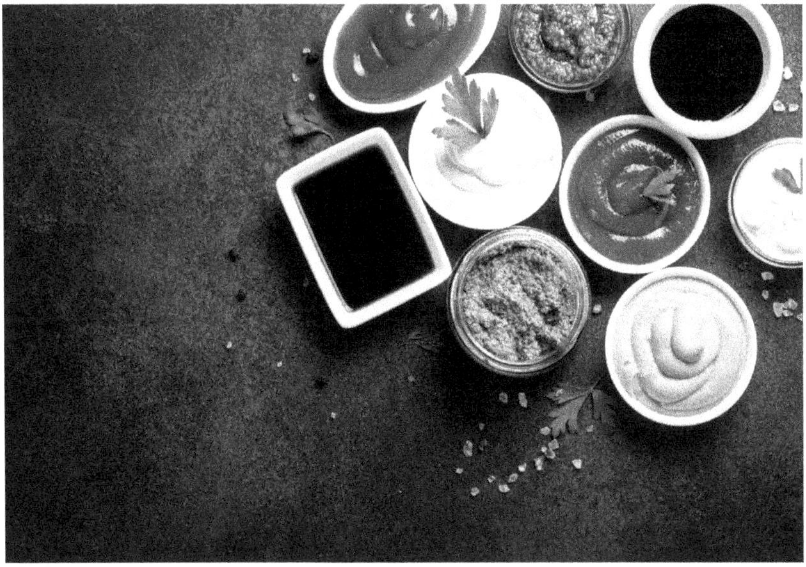

45. Curry de pois chiches instantané

Temps de préparation : 10 minutes

Temps de cuisson : 11 heures

Portions : 15

Ingrédients : (à l'aide d'une cup à mesurer, ou d'une tasse de 240ml)

- 1 tasse de pois chiches séchés
- 1 cuillère à soupe d'huile d'olive
- 1 cuillère à soupe de graines de cumin
- 1 cuillère à soupe de gingembre écrasé
- 4 gousses d'ail écrasées
- 1 oignon haché
- 2 piments verts, épépinés
- 2 tomates aromatiques, hachées finement
- 1 cuillère à café de sel
- 1 cuillère à soupe de coriandre en poudre
- 1 cuillère à soupe de garam masala
- 1 cuillère à café de poudre de cumin
- 1/4 cuillère à café de Cayenne
- 1 cuillère à café de poudre de piment rouge
- 1/2 cuillère à café de poudre de fenouil

- 2 tasses d'eau

Préparation :

1. Tout d'abord, rincez et faire tremper les pois chiches pendant la nuit dans 4 tasses d'eau. Filtrez-les et rincez abondamment.
2. Tournez une cocotte-minute programmable pour faire sauter et Ajouter les graines de cumin après 30 secondes. Lorsque le cumin commence à bégayer, Ajouter les oignons, l'ail et le gingembre, les piments verts, la tomate et faire sauter pendant une minute.
3. Ajouter les épices, les pois chiches et l'eau. Fermer le couvercle, Mettre le couvercle et faire cuire sous pression pendant 35 minutes au réglage des grains.
4. Une fois traité, Relâcher naturellement la pression pendant 10 minutes, puis Relâcher rapidement le reste de la pression. Ouvrez le couvercle et Retirer le contenu. Écrasez quelques haricots pour rendre le curry plus crémeux. Peut garnir de poudre de cumin et presser du jus de citron frais. Il est maintenant prêt à servir.

Nutrition :

- Énergie : 205
- Protéines : 9 g
- Matières grasses totales: 6 g
- Glucides : 31 g

46. Sauce chili douce Instant Pot

Temps de préparation : 10 minutes

Temps de cuisson : 35 minutes

Portions : 16

Ingrédients : (à l'aide d'une cup à mesurer, ou d'une tasse de 240ml)

- 2 piments longs frais, coupés en deux
- 2 gousses d'ail pelées
- 1 pouce de gingembre pelé
- 1/2 tasse d'eau
- 1/2 tasse de vinaigre de cidre de pomme
- 1/2 tasse de miel doux
- Sel au goût

Préparation :

1. Placer les piments, l'ail et le gingembre dans un robot culinaire et mélanger jusqu'à ce qu'ils soient finement hachés.
2. Appuyez sur le bouton de sautage de la casserole instantanée et Laisser reposer jusqu'à ce que ce soit chaud, Ajouter le mélange de piment, l'eau, le vinaigre et le miel, et Bien mélanger.
3. Cuire et remuer de temps en temps jusqu'à ce que l'épaisseur de la sauce soit à votre goût pendant 15 à 20 minutes.
4. Ajouter du sel au goût.

5. Transférer la sauce dans un bocal.

Nutrition :

- Calories : 37
- Protéines : 0,2 g
- Matières grasses totales: 0
- Glucides : 9,6 g

47. Sauce aux poivrons rouges rôtis Instant Pot

Temps de préparation : 10 minutes

Temps de cuisson : 45 minutes

Portions : 4

Ingrédients :

- 1 cuillère à café d'huile de coco
- 1 oignon
- 3 gousses d'ail
- 1/2 cuillère à café de coriandre
- 1/2 cuillère à café de cumin
- 1/2 cuillère à café de poivre noir
- 1/8 cuillère à café de cannelle de Ceylan
- 1 boîte de tomates en dés
- 3 poivrons rouges rôtis, hachés
- 2 cuillères à café de vinaigre de cidre de pomme
- 1 cuillère à café de pâte d'ail chili
- 1/2 cuillère à café de poudre de paprika
- 1/4 cuillère à café de chili en poudre
- 1 cuillère à café de sel

Préparation :

1. Faire chauffer la casserole en mode saut et faire fondre l'huile de coco. Faire frire les oignons pendant 7 minutes jusqu'à ce qu'ils soient translucides, puis Ajouter l'ail et faires revenir pendant une minute.

2. Mélanger un peu plus d'huile de noix de coco dans un coin du pot et saupoudrer la coriandre, le cumin, le poivre noir et la cannelle de Ceylan dans le même coin. Faire frire 30 secondes et bien mélanger.

3. Ajouter les tomates en dés, les poivrons, le vinaigre, la pâte de piment d'ail, le paprika, le sel et le piment.

4. Fermer le couvercle, Mettre le couvercle et Mettre la casserole instantanée en mode de cuisson sous pression pendant 10 minutes.

5. Relâcher rapidement la pression et transférer la sauce dans un mixeur. Mélanger jusqu'à consistance lisse.

Nutrition :

- Énergie : 336
- Protéines : 1,9 g
- Matières grasses totales: 31 g
- Glucides : 12 g

48. Marinade au bœuf Instant Pot Ace Blender

Temps de préparation : 10 minutes

Temps de cuisson : 9 minutes

Portions : 2,5 tasses

Ingrédients : (à l'aide d'une cup à mesurer, ou d'une tasse de 240ml)

- 3/4 tasse de jus de tomate
- 1 1/2 tasse de vinaigre balsamique
- 2 cuillères à soupe de sauce Worcestershire
- 2 cuillères à soupe d'huile d'olive
- 1 1/2 cuillère à café de poivre noir moulu
- 1 1/2 sel casher
- 1/2 cuillère à café de thym séché
- 3 gousses d'ail
- 1/2 oignon jaune

Préparation :

1. Ajouter tous les ingrédients dans un mixeur Instant Pot Ace. Fixez le couvercle et Sélectionner Pulse.
2. Mélanger jusqu'à consistance lisse.

Nutrition :

- Calories : 9,9
- Protéines : 0 g
- Matières grasses totales: 0 g
- Glucides : 2 g

49. Trempette aux haricots blancs toscane Ace Blender

Temps de préparation : 10 minutes

Temps de cuisson : 6 minutes

Portions : 3 tasses

Ingrédients : (à l'aide d'une cup à mesurer, ou d'une tasse de 240ml)

- 3 cuillères à café de basilic frais
- 850 g de haricots cannellini
- 2 gousses d'ail
- 1/4 d'oignon jaune, coupé en dés
- 1/4 tasse de bouillon de légumes
- 1 cuillère à café d'assaisonnement italien
- 1/2 cuillère à café de poivre noir
- 1/2 cuillère à café de sel
- 1/4 tasse d'huile d'olive extra vierge
- 1/3 tasse de parmesan râpé

Préparation :

1. Placer tous les ingrédients dans un mixeur Instant Pot Ace. Mélanger jusqu'à consistance lisse.
2. Verser dans un saladier et c'est prêt à servir.

Nutrition :

- Calories : 34,5
- Protéines : 2,4 g
- Matières grasses totales: 0,2 g
- Glucides : 6,3 g

Chapitre 11. Plats d'accompagnement

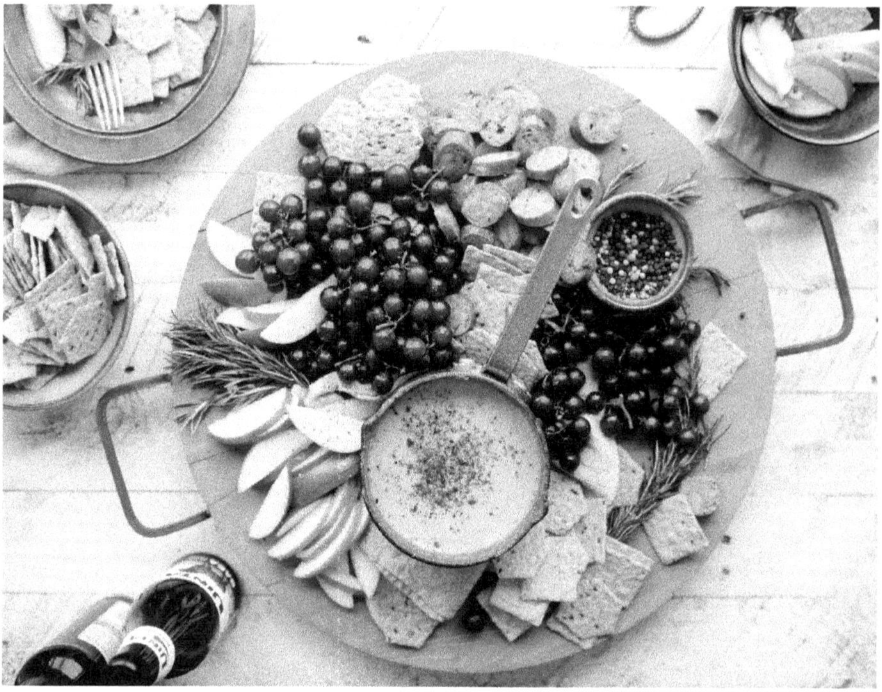

50. Courge spaghetti facile

Temps de préparation : 15 minutes

Temps de cuisson : 25 minutes

Portions : 4

Ingrédients : (à l'aide d'une cup à mesurer, ou d'une tasse de 240ml)

- 2 oignons nouveaux, hachés finement
- 3 gousses d'ail émincées
- 1 courgette coupée en dés
- 1 poivron rouge, coupé en dés
- 1 cuillère à soupe d'assaisonnement italien
- 1 tomate, petite et hachée finement
- 1 cuillère à soupe de persil, frais et haché
- Une pincée de citron et de poivre
- 1 pincée sel de mer, fin
- 115 g de feta, émietté
- 3 maillons de saucisses italiennes, enveloppe retirée
- 2 cuillères à soupe d'huile d'olive
- 1 sauce à spaghetti, coupée en deux sur la longueur

Préparation :

1. Préchauffer votre four et sortez une grande plaque à pâtisserie. Enduire d'un enduit à cuisson, puis posez votre courge dessus, côté coupé vers le bas.

2. Cuire au four à 175° C pendant quarante-cinq minutes. Cela devrait être tendre.

3. Retournez la courge et faire cuire encore cinq minutes. Grattez les brins dans un saladier plus grand.
4. Faire chauffer l'huile d'olive, puis ajouter vos saucisses italiennes. Faire cuire pendant huit minutes avant de retirer du feu et de placer le mélange dans un saladier.
5. Mettre une autre cuillère à soupe d'huile d'olive dans la poêle et faire cuire votre ail et vos oignons jusqu'à ce qu'ils soient ramollis. Cela prendra cinq minutes.
6. Ajouter votre assaisonnement italien, vos poivrons rouges et vos courgettes. Faire cuire encore cinq minutes. Vos légumes doivent être ramollis.
7. Incorporer votre feta et votre courge, cuire jusqu'à ce que le fromage soit fondu.
8. Incorporer vos saucisses, puis assaisonner avec du poivre de citron et du sel. Servir avec du persil et de la tomate.

Nutrition :

- Énergie : 423
- Protéines : 18 g
- Lipides : 30 g
- Glucides : 22 g

51. Salade de pois chiches

Temps de préparation : 10 minutes

Temps de cuisson : 0 minutes

Portions : 4

Ingrédients : (à l'aide d'une cup à mesurer, ou d'une tasse de 240ml)

- 1 1/2 tasse de concombre, coupé en cubes
- 425 g de pois chiches en conserve
- 85 g d'olives noires, dénoyautées et tranchées
- 1 tomate, hachée
- 1/4 tasse d'oignon rouge, haché
- 5 tasses de salade verte
- Une pincée de sel et de poivre noir
- 1/2 tasse de feta, émietté
- 3 cuillères à soupe d'huile d'olive
- 1 cuillère à soupe de jus de citron
- 1/4 tasse de persil haché

Préparation :

1. Dans un saladier, mélanger les pois chiches avec le concombre, la tomate et le reste des ingrédients sauf le fromage et mélanger.

2. Répartir le mélange dans de petits bols, saupoudrer de fromage et servir au petit-déjeuner.

Nutrition :

- Calories : 268
- Lipides : 16,5 g
- Fibres: 7,6 g
- Glucides : 36,6 g
- Protéines : 9,4 g

52. Bols de pois chiches épicés

Temps de préparation : 10 minutes

Temps de cuisson : 30 minutes

Portions : 4

Ingrédients : (à l'aide d'une cup à mesurer, ou d'une tasse de 240ml)

- 425 g de pois chiches en conserve, égouttés et rincés
- 1/4 cuillère à café de cardamome, moulue
- 1/2 cuillère à café de cannelle en poudre
- 1 1/2 cuillère à café de poudre de curcuma
- 1 cuillère à café de coriandre moulue
- 1 cuillère à soupe d'huile d'olive
- Une pincée de sel et de poivre noir
- 3/4 tasse de yaourt grec
- 1/2 tasse d'olives vertes, dénoyautées et coupées en deux
- 1/2 tasse de tomates cerises, coupées en deux
- 1 concombre, tranché

Préparation :

1. Arroser les pois chiches sur une plaque à pâtisserie tapissée, ajouter la cardamome, la cannelle, le curcuma, la coriandre, l'huile, le sel et le poivre, mélanger et cuire au four à 190 ° C pendant 30 minutes.

2. Dans un saladier, mélanger les pois chiches rôtis avec le reste des ingrédients, mélanger et servir au petit déjeuner.

Nutrition :

- Énergie : 519
- Lipides : 34,5 g
- Fibres: 13,6 g
- Glucides : 36,6 g
- Protéines : 11,4 g

53. Salade de tomates et lentilles

Temps de préparation : 10 minutes

Temps de cuisson : 35 minutes

Portions : 4

Ingrédients : (à l'aide d'une cup à mesurer, ou d'une tasse de 240ml)

- 2 oignons jaunes, hachés
- 4 gousses d'ail émincées
- 2 tasses de lentilles brunes
- 1 cuillère à soupe d'huile d'olive
- Une pincée de sel et de poivre noir
- 1/2 cuillère à café de paprika doux
- 1/2 cuillère à café de gingembre râpé
- 3 tasses d'eau
- 1/4 tasse de jus de citron
- 3/4 tasse de yaourt grec
- 3 cuillères à soupe de concentré de tomate

Préparation :

1. Chauffer une casserole avec l'huile à feu moyen-vif ; ajouter les oignons et faire revenir 2 minutes.
2. Ajouter l'ail et les lentilles, remuer et cuire 1 minute de plus.

3. Ajouter l'eau, porter à ébullition et cuire à couvert pendant 30 minutes.
4. Ajouter le jus de citron et le reste des ingrédients sauf le yaourt. Remuer, diviser le mélange dans des bols, garnir de yaourt et servir.

Nutrition :

- Calories : 294
- Lipides : 3,5 g
- Fibres: 9,6 g
- Glucides : 26,6 g
- Protéines : 15,4 g

54. Salade d'œufs et de roquette

Temps de préparation : 15 minutes

Temps de cuisson : 20 minutes

Portions : 4

Ingrédients : (à l'aide d'une cup à mesurer, ou d'une tasse de 240ml)

- 3 tomates
- 1 concombre
- 4 œufs, bouillis, pelés
- 1/2 tasse d'olives noires dénoyautées
- 1/4 d'oignon rouge, pelé
- 1/2 tasse de roquette
- 1/3 tasse de yaourt nature
- 1 cuillère à café de jus de citron
- 1/4 cuillère à café de paprika
- 1/3 cuillère à café de sel de mer
- 1/2 cuillère à café d'origan séché

Préparation :

1. Hacher les tomates et le concombre en cubes moyens et les transférer dans le saladier.
2. Ensuite, déchirez la roquette et Ajouter-la dans le saladier.

3. Dans le saladier peu profond, fouetter ensemble le yaourt nature, le jus de citron, le paprika, le sel de mer et l'origan séché.
4. Découper finement grossièrement les œufs durs et Ajouter-les dans la salade.
5. Ajouter les olives noires (les trancher si désirer).
6. Ajouter ensuite l'oignon rouge.
7. Bien secouer la salade.
8. Verser la vinaigrette au yaourt nature sur la salade et remuer seulement avant de servir.

Nutrition :

- Énergie : 169
- Lipides : 6,5 g
- Fibres: 2,6 g
- Glucides : 10,6 g
- Protéines : 9,4 g

55. Légumes au four

Temps de préparation : 5 minutes

Temps de cuisson : 20 minutes

Portions : 12

Ingrédients : (à l'aide d'une cup à mesurer, ou d'une tasse de 240ml)

- 6 gousses d'ail
- 6 cuillères à soupe d'huile d'olive
- 1 bulbe de fenouil, coupé en dés
- 1 courgette coupée en dés
- 2 poivrons rouges, coupés en dés
- 6 pommes de terre, grosses et coupées en dés
- 2 cuillères à café de sel de mer
- 1/2 tasse de vinaigre balsamique
- 1/4 tasse de romarin, haché et frais
- 2 cuillères à café de bouillon de légumes en poudre

Préparation :

1. Préchauffer votre four.
2. Sortez un plat allant au four et Placer vos pommes de terre, fenouil, courgettes, ail et fenouil sur un plat allant au four, en arrosant d'huile d'olive.

3. Saupoudrer de sel, de poudre de bouillon et de romarin. Bien mélanger, puis cuire au four à 230 ° C pendant trente à quarante minutes. Mélanger votre vinaigre dans les légumes avant de servir.

Nutrition :

- Énergie : 675
- Protéines : 13 g
- Lipides : 21 g
- Glucides : 112 g

56. Salade d'aubergines rôties

Temps de préparation : 15 minutes

Temps de cuisson : 40 minutes

Portions : 6

Ingrédients : (à l'aide d'une cup à mesurer, ou d'une tasse de 240ml)

- 1 oignon rouge, tranché
- 2 cuillères à soupe de persil, frais et haché
- 1 cuillère à café de thym
- 2 tasses de tomates cerises, coupées en deux
- Sel de mer et poivre noir au goût
- 1 cuillère à café d'origan
- 3 cuillères à soupe d'huile d'olive
- 1 cuillère à café de basilic
- 3 aubergines, pelées et coupées en cubes

Préparation :

1. Préchauffer votre four.
2. Assaisonnez votre aubergine avec du basilic, du sel, du poivre, de l'origan, du thym et de l'huile d'olive.
3. Verser sur une plaque à pâtisserie et faire cuire au four pendant une demi-heure.

4. Remuer avec vos ingrédients restants avant de servir.

Nutrition :

- Énergie : 148
- Protéines : 3,5 g
- Lipides : 7,7 g
- Glucides : 20,5 g

57. Penne à la sauce tahini

Temps de préparation : 10 minutes

Temps de cuisson : 20 minutes

Portions : 8

Ingrédients : (à l'aide d'une cup à mesurer, ou d'une tasse de 240ml)

- 1/3 tasse d'eau
- 1 tasse de yaourt nature
- 1/8 tasse de jus de citron
- 3 cuillères à soupe de Tahini
- 3 gousses d'ail
- 1 oignon, haché
- 1/4 tasse d'huile d'olive
- 2 champignons portobello, gros et tranchés
- 1/2 poivron rouge, coupé en dés
- 455 g de pâtes Penne
- 1/2 tasse de persil, frais et haché
- Poivre noir au goût

Préparation :

1. Commencez par sortir une casserole et porter à ébullition une casserole d'eau salée. Faire cuire vos pâtes al dente selon les instructions sur l'emballage.

2. Mélanger votre jus de citron et votre tahini, puis Le placer dans un robot culinaire. Mélanger avec de l'ail, de l'eau et du yaourt. Cela devrait être fluide.

3. Ajouter vos champignons et continuez à cuire jusqu'à ce qu'ils soient ramollis.

4. Ajouter votre poivron et faire cuire jusqu'à ce qu'il soit croustillant.

5. Égouttez vos pâtes, puis Mélanger avec votre sauce au tahini, garnissez de persil et de poivre et Servir avec des légumes.

Nutrition :

- Énergie : 332
- Protéines : 11 g
- Lipides : 12 g
- Glucides : 48 g

58. Risotto d'orge au parmesan

Temps de préparation : 15 minutes

Temps de cuisson : 30 minutes

Portions : 6

Ingrédients : (à l'aide d'une cup à mesurer, ou d'une tasse de 240ml)

- 1 tasse d'oignon jaune, haché
- 1 cuillère à soupe d'huile d'olive
- 4 tasses de bouillon de légumes, faible teneur en sodium
- 2 tasses d'orge perlée, non cuite
- 1/2 tasse de vin blanc sec
- 1 tasse de parmesan, râpé finement et divisé
- Sel de mer et poivre noir au goût
- Ciboulette fraîche, hachée pour le service
- Quartiers de citron pour servir

Préparation :

1. Ajouter votre bouillon dans une casserole et portez-le à ébullition à feu moyen-vif.
2. Sortez une marmite et Mettre-la également à feu moyen-vif. Faire chauffer votre huile avant d'ajouter votre oignon.

3. Faire cuire pendant huit minutes et Remuer de temps en temps. Ajouter votre orge et faire cuire encore deux minutes. Incorporer votre orge et cuire jusqu'à ce qu'elle soit grillée.
4. Verser le vin et faire cuire encore une minute. La plupart du liquide doit s'être évaporé avant d'être ajouté dans une tasse de bouillon chaud.
5. Cuire et remuer pendant deux minutes. Votre liquide doit être absorbé. Ajouter le bouillon restant à la tasse et cuire jusqu'à ce que chaque tasse soit absorbée avant d'en ajouter davantage. Cela devrait prendre environ deux minutes à chaque fois. Il faudra un peu plus de temps pour que la dernière tasse soit incorporée.
6. Retirer du feu, incorporer une demi-tasse de fromage et garnir du reste de la ciboulette et des quartiers de citron.

Nutrition :

- Calories : 346
- Protéines : 14 g
- Lipides : 7 g
- Glucides : 56 g

59. pâtes Zucchini

Temps de préparation : 15 minutes

Temps de cuisson : 30 minutes

Portions : 4

Ingrédients : (à l'aide d'une cup à mesurer, ou d'une tasse de 240ml)

- 3 cuillères à soupe d'huile d'olive
- 2 gousses d'ail hachées
- 3 courgettes, grosses et coupées en dés
- Sel de mer et poivre noir au goût
- 1/2 tasse de lait, 2%
- 1/4 cuillère à café de muscade
- 1 cuillère à soupe de jus de citron, frais
- 1/2 tasse de parmesan râpé
- 225 g de pâtes farfalle non cuites

Préparation :

1. Sortez une poêle et Placer-la sur feu moyen, puis faire chauffer l'huile. Ajouter votre ail et faire cuire pendant une minute. Remuer souvent pour qu'il ne brûle pas. Ajouter votre sel, poivre et courgettes. Remuer bien et faire cuire à couvert pendant quinze minutes. Pendant ce temps, vous aurez envie de remuer le mélange deux fois.

2. Sortez un saladier allant au micro-ondes et faire chauffer le lait pendant trente secondes. Incorporer votre muscade, puis Verser dans la poêle. Faire cuire à découvert pendant cinq minutes. Remuer de temps en temps pour éviter de brûler.
3. Sortez une marmite et faire cuire vos pâtes selon les instructions de l'emballage. Égouttez les pâtes, puis conserver deux cuillères à soupe d'eau pour pâtes.
4. Mélanger le tout et Ajouter le fromage, le jus de citron et l'eau pour pâtes.

Nutrition :

- Énergie : 410
- Protéines : 15 g
- Lipides : 17 g
- Glucides : 45 g

Lightning Source UK Ltd.
Milton Keynes UK
UKHW021009271221
396165UK00003B/197

9 781802 552416